MW00534048

15 minutos
de gimnasia
facial
para hacer antes de una
cita
importante

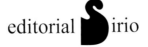

editorial Sirio

Si este libro le ha interesado y desea que lo mantengamos informado de nuestras publicaciones, escríbanos indicándonos cuáles son los temas de su interés (Autoayuda, Espiritualidad, Qigong, Naturismo, Enigmas, Terapias Energéticas, Psicología práctica, Tradición...) y gustosamente lo complaceremos.

Puede contactar con nosotros en
comunicación@editorialsirio.com

Título original: 15 MINUTES DE GYMNASTIQUE FACIALE À FAIRE AVANT UN RENDEZ-VOUS IMPORTANT
Traducido del francés por Agustín López y María Tabuyo

©   de la edición original
      2011, Éditions de L'Homme, una división del grupo Sogides Inc.
      (Montreal, Quebec, Canadá)

©   de la presente edición
      EDITORIAL SIRIO, S.A.   **EDITORIAL SIRIO**   **ED. SIRIO ARGENTINA**
      C/ Rosa de los Vientos, 64   Nirvana Libros S.A. de C.V.   C/ Paracas 59
      Pol. Ind. El Viso   Camino a Minas, 501   1275- Capital Federal
      29006-Málaga   Bodega nº 8,   Buenos Aires
      España   Col. Lomas de Becerra   (Argentina)
                                    Del.: Alvaro Obregón
                                    México D.F., 01280

www.editorialsirio.com
E-Mail: sirio@editorialsirio.com

I.S.B.N.: 978-84-7808-901-7
Depósito Legal: MA-280-2013

Impreso en Imagraf

Printed in Spain

Con frecuencia olvidamos que bajo la superficie de la piel del rostro tenemos 50 músculos que están ahí para sostenerlo, ponerlo en acción y darle forma. Estos músculos son una bendición, pues gracias a ellos podemos ir por ahí con la cara descubierta.

Como todos los demás músculos de nuestro cuerpo, podemos ejercitarlos mediante movimientos gimnásticos. El beneficio de estos ejercicios no tardará en hacerse sentir: las fibras musculares van a tensarse, liberando el colágeno y la elastina, y produciendo ácido hialurónico, lo que permitirá a las células hincharse con agua.

Tanto en el cuerpo como en el rostro, la práctica de la gimnasia puede, pues, cambiar muchas cosas. Piensa en un cojín sin el relleno. Fíjate en cómo nuestra piel se pliega, se marca y se arruga cuando pierde su masa muscular. Si rellenas el cojín, la envoltura pierde los pliegues, se hincha y queda perfectamente abombado. Las fibras que componen los músculos desempeñan este papel de acolchado, y el hecho de ejercitar los músculos del rostro te proporcionará rápidamente una tez más lisa y más brillante, como después de una sesión en un instituto de belleza.

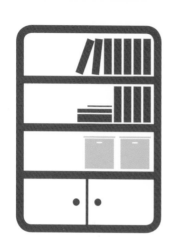
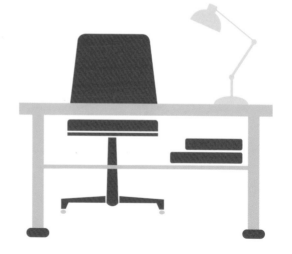

INTRODUCCIÓN

¿Te sientes a veces estresada antes de una cita galante, una entrevista profesional o cuando vas a reunirte con tus amigas? ¿Compruebas con horror que tienes los rasgos descompuestos, la tez gris y los ojos fatigados? ¿Has dormido mal y debes afrontar las miradas de tus colegas en una presentación importante? ¡No permitas que esto te altere! Algunos ejercicios de gimnasia facial bien elegidos bastarán para devolverte la confianza en ti misma y liberarte de las tensiones acumuladas durante el día.

Al estimular los músculos, mejorarás la tonicidad de tu rostro, la apariencia de tu piel y la calidad de tu tez. Al mismo tiempo, combatirás el debilitamiento de las fibras musculares que conservan la juventud de tus rasgos y que les devolverán tono y firmeza.

Te propongo, pues, hacer, en tu casa, en la oficina o en el coche una sesión de recuperación rápida y eficaz. Esta estimulación de los músculos hará desaparecer rápidamente tu mal aspecto y te dará una tez más lisa. Al eliminar la fatiga y el estrés acumulados, te beneficiarás de un precioso resplandor... ¡Y todo en menos de 15 minutos!

Como para cualquier otra sesión de gimnasia, sería un error pensar que una sola sesión de ejercicios tendrá un efecto notable sobre los músculos. ¿Quién puede pretender conseguir un vientre musculoso después de una sola sesión de abdominales?

Para estar en condiciones de beneficiarte al máximo de los efectos de la gimnasia facial con vistas a una cita, sería necesario que tus músculos estuvieran ya mínimamente entrenados y, por lo tanto, que hubieras practicado esta gimnasia con anterioridad.

Si tienes cuarenta años o más y no has hecho trabajar nunca estos músculos, es muy probable que estén muy átonos o flácidos. Quince minutos de gimnasia antes de una cita te darán un anticipo de los resultados que podrás obtener, pero no serán suficientes para volver a tensar tu rostro de manera significativa.

Así pues, ¡ponte inmediatamente a trabajar! ¡Nada te será más fácil y efectivo para librarte de las marcas del estrés y devolver a tu rostro una bella tonicidad y un hermoso resplandor antes de acudir a tus citas importantes!

Según los ejercicios y el estado de tus músculos, te invito a trabajar siguiendo dos métodos:

El «hinchado»

Este método es ideal para quienes tienen músculos muy átonos a los que hay que devolver a toda costa su volumen. Piensa en una bomba de bicicleta que manejas rápidamente y con fuerza, o en un practicante de halterofilia que levanta las pesas: sus movimientos se suceden sin pausa. Es exactamente ese ritmo el que tienes que adoptar. El músculo trabaja al contraerse y recupera volumen y densidad. Los pequeños vasos sanguíneos resultan estimulados y el caudal de la circulación aumenta. Cada ejercicio deberá repetirse 10 veces seguidas.

La contracción

Este ejercicio es ideal para las pieles más jóvenes y con mayor tonicidad, y también para aquellas personas cuyos músculos están ya acostumbrados al entrenamiento. En estos casos los ejercicios pueden ser practicados en tensión, de manera insistente, es decir, estirando al máximo el músculo al que haces trabajar, manteniendo el esfuerzo durante 5 segundos y relajándolo después. Cada ejercicio deberá repetirse 10 veces seguidas.

Cuanto más realices los movimientos de tensión y relajación, más se accionarán tus fibras musculares y mayor será la producción de ese famoso colágeno que abandona poco a poco nuestra piel a partir de los 40 años.

La parte baja del rostro

Los músculos de sostén son los que están implicados directamente en el mantenimiento de la tonicidad del óvalo del rostro: la sede privilegiada de la atracción terrestre. ¿Lo dudas? Haz la prueba inclinándote hacia delante, con un espejo ante la cara, y mira lo que le sucede a tu piel: ¡se desplaza hacia abajo!

¿Los culpables? Los años, la menopausia, el abuso del sol y del alcohol, así como la acumulación de malos tratamientos infligidos al organismo y a la piel.

Para hacer trabajar estos músculos de sostén, hay que poner en tensión y ejercitar los principales músculos del contorno del rostro:

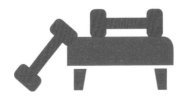

- Los platismas, situados debajo de la piel del cuello, que bajan por los lados hasta los pectorales;
- Los digástricos, pequeñas bandas que son el sostén por excelencia del mentón y las mejillas en el lugar de su inserción inferior.

Al estimular estos músculos que rodean el contorno del rostro, redefinirás la estructura de tu cara y comprobarás rápidamente que su parte baja está más tónica.

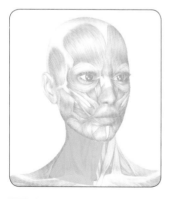

 Platisma

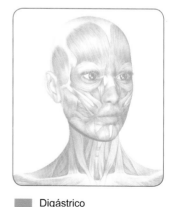 Digástrico

El centro del rostro

La otra manera de estimular de nuevo el rostro, de hacer subir los pómulos, es ejercitar los músculos del centro de la cara. Estos músculos estiran la sonrisa, afinan y redefinen las mejillas y abren el rostro haciéndolo más agradable.

Es necesario, por tanto, prestar atención a:

- Los **zigomáticos mayores y menores**, que estiran toda la parte media del rostro;
- Los **elevadores del labio superior**, que vuelven a centrar los rasgos, devuelven al rostro las bellas y suaves curvas de la infancia y aseguran un buen aspecto.

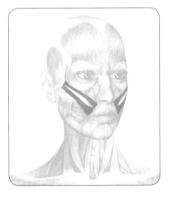

Zigomáticos mayores y menores

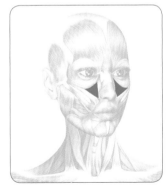

Elevadores del labio superior

La parte alta del rostro

Los músculos de los ojos

Son de importancia capital para reanimar tu mirada, borrar las ojeras y disimular las bolsas. Ejercitar los músculos de los ojos es indispensable antes de una cita importante.

Es necesario, por lo tanto, atender a:

- Los **orbiculares de los ojos,** esos dos músculos redondos y poderosos que rodean los ojos; entrenarlos es un juego de niños y contribuye a descansar los párpados;

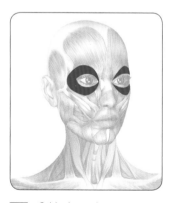

Orbiculares de los ojos

- El músculo **prócero**, situado en la parte alta del caballete de la nariz;
- Los músculos **corrugadores** superciliares: dos pequeños músculos en abanico que se encuentran entre las cejas.

Entrenarlos alisará el espacio entre los ojos y te permitirá evitar que se incruste la fea arruga del león. Esto te permitirá igualmente disminuir las tensiones del día, expulsar las migrañas intempestivas y aliviar la contracción entre los ojos.

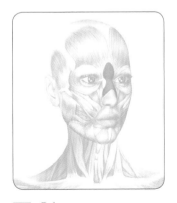

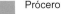 Prócero

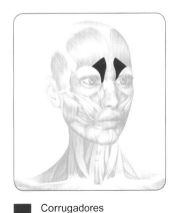 Corrugadores

Los músculos frontales y occipitales

Los **músculos frontales y los occipitales** son grandes músculos planos que están estrechamente pegados a la osamenta. Por esta razón, será más difícil ponerlos en tensión. Tendrás que ejercitarte bien y ayudarte con los dedos para sentir que se mueven.

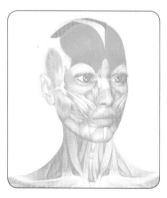

Músculos frontales
y occipitales

Antes de pasar a los ejercicios, una pequeña estimulación de la dermis tendrá por efecto distender las tensiones del rostro y suscitar una mejor circulación en la superficie de la piel. Esta preparación constituye un drenaje que será particularmente beneficioso para los ejercicios musculares que van a continuación. Debe practicarse sobre un rostro limpio.

Técnica

Con ayuda del dedo pulgar y el dedo índice doblado, estimula la piel de tu rostro mediante pequeños pellizcos sucesivos, procediendo desde abajo hacia arriba, y desde el interior hacia el exterior.

Actuando siempre de la misma manera, pelliza sucesivamente el contorno del rostro, después la zona que está por encima de los labios, las mejillas y los arcos superciliares, a lo largo de las cejas. Para terminar, pellizca la frente, desde la raíz de la nariz hasta el nacimiento del cabello.

En conjunto, no debería llevar más de 2 minutos.

Ya está, ¡estás lista para comenzar tus ejercicios!

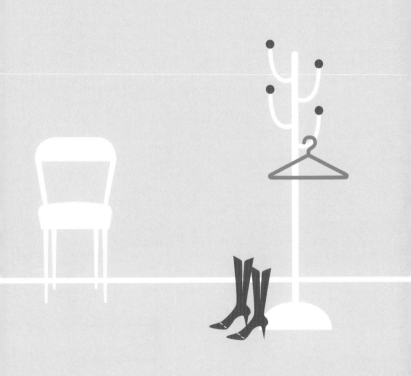

Los ejercicios

Músculos implicados

Los platismas, grandes músculos planos que sostienen el cuello.

Como preparación para tu cita

Este ejercicio pone en tensión inmediatamente todo el cuello. Constituye un buen calentamiento y, por lo tanto, es un buen preámbulo para los ejercicios que conciernen al óvalo del rostro. Te ayudará a remediar el «cuello de gallina».

Ejercicio

La sonrisa tensa

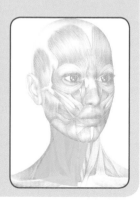

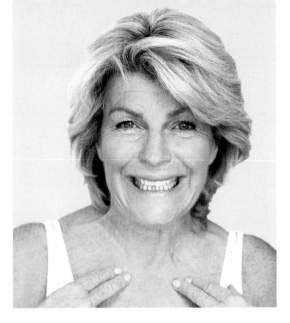

La sonrisa tensa

Con la boca abierta, fuerza la mandíbula inferior ejerciendo una tensión sobre los ligamentos del cuello. Este trabajo llegará a estirar los músculos pectorales y elevará el pecho. Repite el ejercicio 10 veces.

Qué sentirás: verdaderos calambres que te pueden producir ganas de dejarlo. Es la señal de que tus músculos se han puesto a trabajar. Persevera, pues este ejercicio es muy completo y devolverá el tono a tu cuello de manera espectacular.

¡Domina tu óvalo!

Músculos implicados

Los digástricos, que sostienen el contorno del rostro.

Como preparación para tu cita

Nada revela más un rostro fatigado que su decaimiento. Por lo tanto, es primordial tonificar el óvalo y dinamizar la parte baja del rostro en su conjunto. Para ello, nada mejor que ejercitar la lengua.

Ejercicios

La lengua de gato
En la punta de la lengua
El puño sobre la mesa

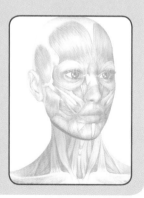

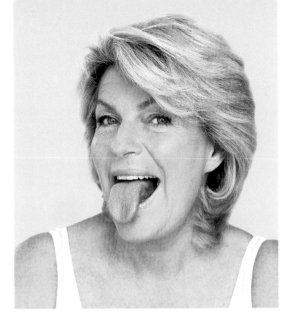

La lengua de gato

Con la boca abierta, saca con fuerza la lengua, lo más lejos posible hacia delante y enviándola hacia abajo. Mantén la tensión 5 segundos, luego, relaja. Repite el ejercicio 10 veces seguidas.

Qué sentirás: tal vez calambres en la zona de la mandíbula, que te pueden obligar a parar. Es la señal de que tus digástricos están en tensión. Persevera, pues este ejercicio es muy completo y devolverá el tono a la parte inferior del rostro de manera impresionante.

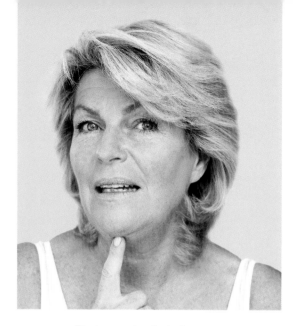

En la punta de la lengua

Apoya con mucha fuerza la punta de la lengua en el paladar, justo detrás de los dientes delanteros, en medio de la bóveda palatina. Mantén la tensión 5 segundos, luego relájala. Repite el ejercicio 10 veces seguidas.

Qué sentirás: para realizar mejor este ejercicio, puedes ponerte un dedo en la barbilla. Sentirás así mejor el trabajo del músculo, es decir, una cierta tensión bajo la barbilla. ¡Perfecto!

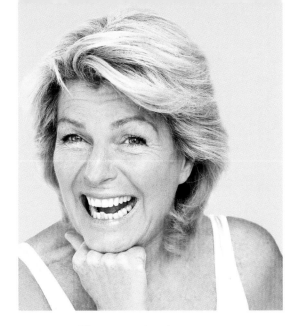

El puño sobre la mesa

Pon el codo sobre la mesa. Apoya luego firmemente la barbilla en tu puño y haz fuerza como si quisieras empujarlo. Repite el ejercicio 10 veces seguidas.

Qué sentirás: probablemente sientas una cierta tensión bajo la barbilla. ¡Continúa!

¡Realza tus rasgos!

Músculos implicados

Los zigomáticos mayores y menores y los risorios, que tendrán por efecto una belleza instantánea.

Como preparación para tu cita

¡Nada como una sonrisa para tu aspecto y para tu moral! Realza instantáneamente tus rasgos e ilumina tu rostro. ¿Sólo tienes tiempo para realizar un único ejercicio? Entonces, opta por la sonrisa del payaso y estira fuerte hacia los ángulos.

Ejercicios

La sonrisa de la Gioconda
La sonrisa del payaso
La sonrisa beatífica
El trompetista

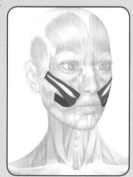

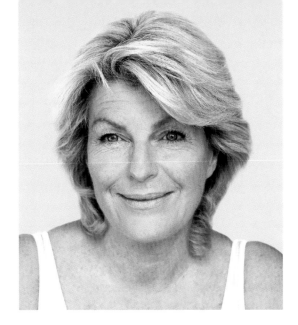

La sonrisa de la Gioconda

El rostro permanece inmóvil, casi paralizado. Extiende la comisura de los labios en pequeñas sacudidas sin hacer muecas ni fruncir los ojos. Repite el ejercicio 10 veces seguidas.

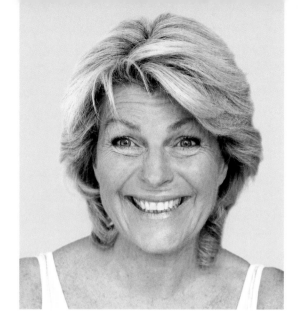

La sonrisa del payaso

Sonríe abriendo la boca de oreja a oreja y enseñando los dientes. Repite el ejercicio 10 veces seguidas.

Qué sentirás: crispaciones, que son normales y desaparecerán al cabo de unos instantes.

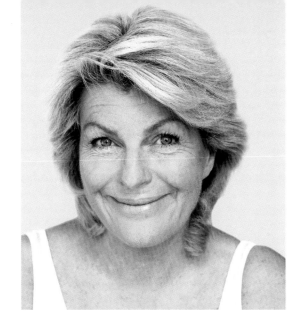

La sonrisa beatífica

Con la boca cerrada, ensancha la sonrisa todo lo que puedas. Repite el ejercicio 10 veces seguidas.

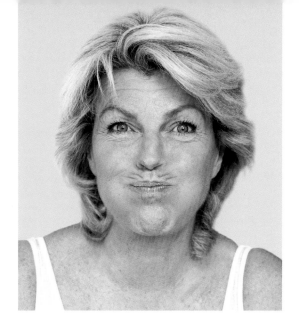

El trompetista

Hincha las mejillas y haz pasar el aire rápidamente de un lado al otro. Repite el ejercicio 10 veces seguidas.

Qué sentirás: una cierta tensión en las mejillas que puede ser importante, incluso transformarse en verdaderos calambres. No te preocupes, se atenuarán poco a poco.

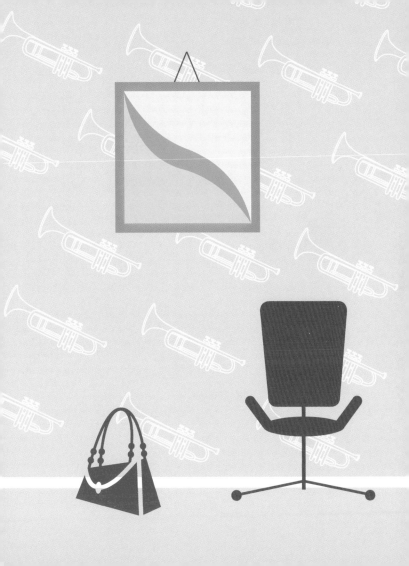

¡Realza tus pómulos!

Músculos implicados

Los elevadores del labio superior. Estos músculos fuertes cumplen verdaderamente su promesa de densificación y dinamismo. Ejercitarlos es hacer muecas, como cuando éramos niñas.

Como preparación para tu cita

Devuelve la energía y la vitalidad a tu rostro. Este ejercicio te permite volver a centrar tus rasgos hacia lo que es capital en la cara: los ojos. ¡Un verdadero golpe de juventud!

Ejercicio

Los colmillos

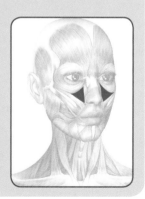

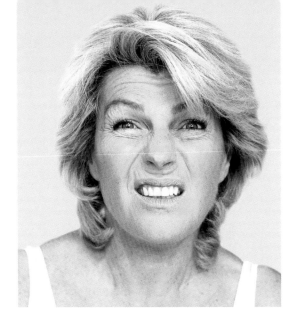

Los colmillos

Eleva el labio superior hacia la nariz. Trata de imitar a un perro que mostrara sus colmillos y fuerza esta mueca. Mantén la tensión 5 segundos, luego relájala. Repite el ejercicio 10 veces seguidas.

Qué sentirás: una tensión bastante fuerte (si haces un buen trabajo) en los pómulos, en la parte cercana a la nariz. No temas, esta tensión desaparecerá enseguida. Puedes apreciar el trabajo del músculo tocándolo con los dedos.

¡Descansa la mirada!

Músculos implicados

Los orbiculares de los ojos son músculos fantásticos, poderosos y primordiales para la mirada, puesto que activan a la vez los párpados superiores y los inferiores. Trabajan durante toda tu vida gracias a micromovimientos reflejos.

Como preparación para tu cita

Estos ejercicios son espectaculares para desarrugar la mirada y particularmente eficaces para remediar los párpados caídos y las bolsas bajo los ojos. ¡Juventud garantizada!

Ejercicios

El avestruz
Los intermitentes
La gran sorpresa
El topo

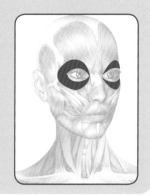

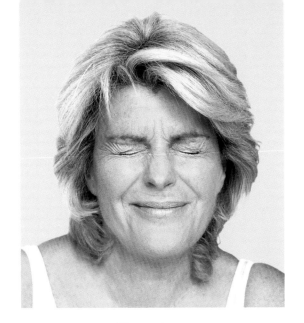

El avestruz

Aprieta el párpado superior contra el párpado inferior y, con los ojos cerrados, presiónalos con fuerza contra el globo ocular. Mantén la tensión 5 segundos, luego relájala. Repite el ejercicio 10 veces seguidas.

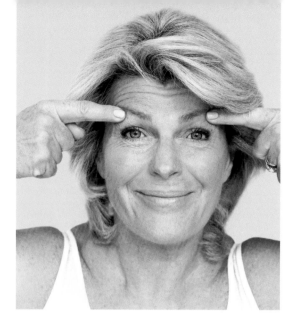

Los intermitentes

Pon el dedo índice justo encima de la ceja, luego acciona los arcos superciliares abriendo y cerrando rápidamente los ojos con fuerza. Repite el ejercicio 10 veces seguidas.

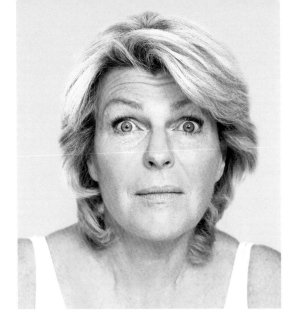

La gran sorpresa

Fijando la mirada hacia delante, abre mucho los ojos, como si quisieras que las cejas y las pestañas se tocaran. Abre los ojos de par en par para que sea visible el blanco de los ojos por encima del iris. Mantén la tensión 5 segundos, luego relaja. Repite el ejercicio 10 veces seguidas.

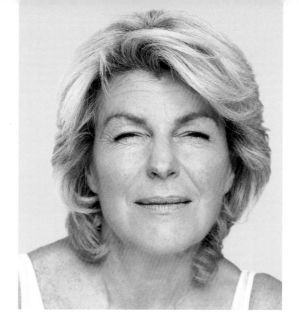

El topo

Fijando la mirada directamente hacia delante, sube el párpado inferior hacia arriba. Al hacer este movimiento, encoges
el campo de visión como si estuvieses deslumbrada. Mantén
5 segundos, luego relaja. Repite el ejercicio 10 veces seguidas.

Qué sentirás: una presión sobre las sienes en el extremo de las cejas, que se extiende también a veces hacia detrás del globo ocular. No
tardarás en sentir que la parte alta del rostro deja de estar contraída y
apreciarás el efecto relajante que acompaña a esta distensión.

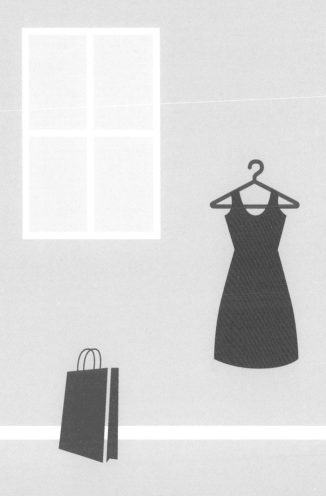

¡Elimina la arruga del león!

Músculos implicados

Los músculos corrugadores de las cejas y el músculo prócero, los cuales tienen una acción evidente sobre la zona que se sitúa entre los dos ojos, allí donde aparece fácilmente la arruga del león. Hacer trabajar conjuntamente estos dos músculos te permitirá volver a hinchar ese espacio y liberar las tensiones, debidas con gran frecuencia a la concentración.

Como preparación para tu cita

Libérate del rostro fatigado y de los grandes pliegues verticales que revelan la contracción de la frente. ¡Una verdadera sesión de Botox!

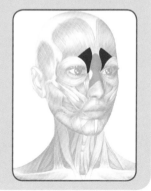

Ejercicio

El tercer ojo

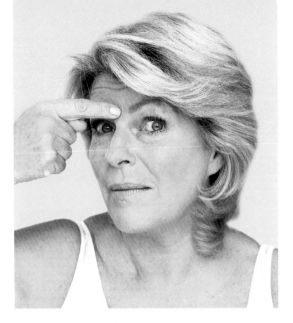

El tercer ojo

Coloca el dedo entre las dos cejas y haz que se muevan los dos músculos accionando la frente. Haz varios intentos hasta que sientas que los músculos se hinchan. Repite el ejercicio 10 veces seguidas con movimientos rápidos.

Qué sentirás: el trabajo del músculo corrugador de la ceja aliviará tus tensiones. Con el tiempo, la arruga del león terminará por atenuarse y, sobre todo, ¡le será difícil aparecer de nuevo!

Músculos implicados

Los músculos frontales son músculos planos presentes en el conjunto de la frente. Serán más difíciles de poner en acción, pero hacerlos trabajar será saludable para todo el rostro, que recuperará su tensión hacia atrás.

Como preparación para tu cita

Al liberar y alisar la frente, tu acción hará que las arrugas pierdan ahí su influencia. Por cierto, ¡también las migrañas! Este ejercicio promete un verdadero descanso y la supresión de las tensiones acumuladas durante el día.

Ejercicio

La máscara

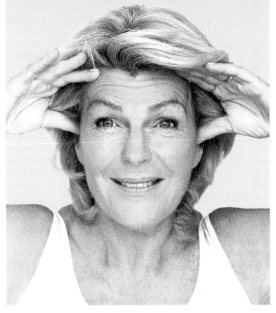

La máscara

Con los hombros relajados, trata de hacer que se muevan los músculos de la frente y del cuero cabelludo. Si haces el ejercicio correctamente, deberías sentir que las orejas se mueven hacia atrás. Repite el ejercicio 10 veces seguidas, a pequeños impulsos sucesivos.

Qué sentirás: desde el principio, sentirás una distensión de las presiones temporales. Los músculos frontales, planos, de escaso grosor y muy pegados a la piel, son difíciles de mover. Este ejercicio exigirá, pues, un poco de entrenamiento y asiduidad por tu parte.

¡Relaja los músculos de todo el rostro!

Músculos implicados

Los músculos occipitales, que se insertan en la parte alta del cráneo, en la parte posterior de la cabeza (bajo el cuero cabelludo), y se extienden por toda la bóveda craneal. Al accionarlos, hay quienes llegan incluso a mover las orejas.

Como preparación para tu cita

Este ejercicio procura una distensión inmediata y combate eficazmente las tensiones del día. Su efecto es comparable al de un masaje en el cuero cabelludo. De él se sigue un bienestar incomparable, una disminución de todas las contracturas inconscientes y una relajación total.

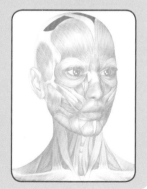

Ejercicio

La cabellera

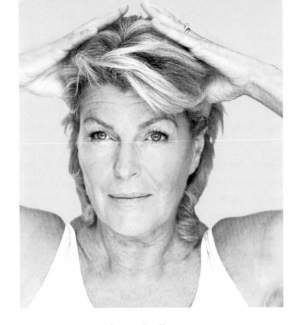

La cabellera

Coloca los dedos sobre el cuero cabelludo detrás del nacimiento del cabello, y haz que tu cuero cabelludo y las orejas se muevan ejerciendo una tensión a la vez sobre los arcos superciliares, las sienes y el contorno de los ojos.

Qué sentirás: una dificultad para mover esos grandes músculos planos. Algunas personas tienen más elasticidad que otras y lo conseguirán más deprisa, pero, con perseverancia, todas podrán sentir los beneficios de este ejercicio.

Músculos implicados

Para terminar, vas a poner en tensión todos los músculos de la cara, luego los vas a relajar con un solo gesto.

Como preparación para tu cita

Vas a comprobar que todo el trabajo que has hecho anteriormente es provechoso y que estás en condiciones de verificar que los músculos responden a tu llamada.

Ejercicio

La copa

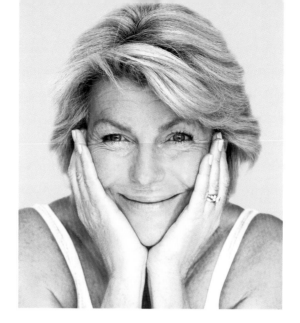

La copa

Coloca las manos a ambos lados de las mejillas y pon el rostro en la copa así formada. Deja primero que tu cara descanse, luego haz fuerza como si quisieras que se aplastara entre tus manos. Mantén la tensión 5 segundos, luego relaja. Repite el ejercicio 10 veces seguidas.

Qué sentirás: una tensión completa y total de los músculos de la cara.

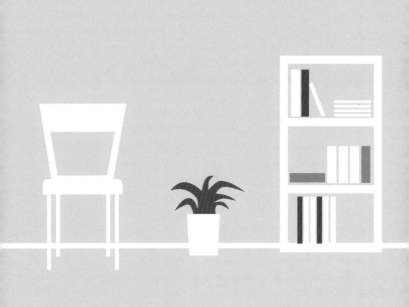

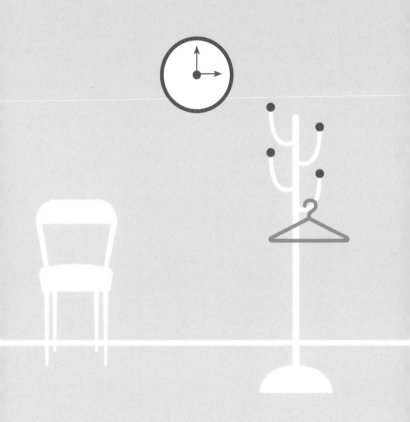

Consigue una belleza relámpago
en 5 minutos

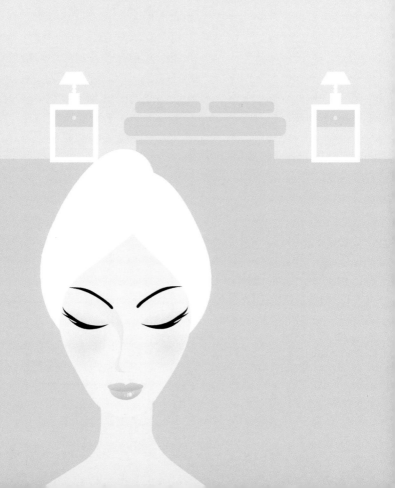

La sonrisa tensa

Con la boca abierta, haz mucha fuerza sobre la mandíbula inferior. Esto ejerce una notable tensión en los tendones del cuello, que verás sobresalir bajo la piel. Poniendo el dedo en tus pectorales, deberías sentir que éstos se tensan y te suben el pecho. Repite el ejercicio 10 veces seguidas.

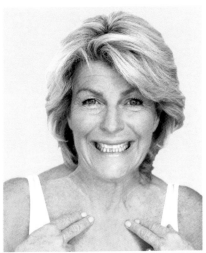

La lengua de gato

Saca la lengua todo lo que puedas y hacia abajo, inclinando la barbilla hacia el cuello. Mantén la tensión 5 segundos, luego relaja. Repite el ejercicio 10 veces seguidas.

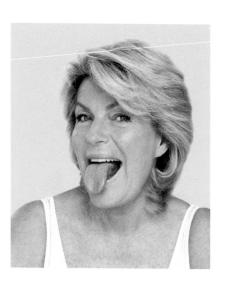

El avestruz

Aprieta con fuerza los párpados uno contra otro procurando que se frunzan. Debes sentir la tensión sobre los ojos y las sienes. Mantén esa tensión 5 segundos, luego relaja. Repite el ejercicio 10 veces seguidas.

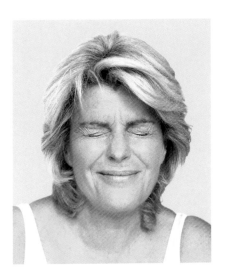

La sorpresa

Abre los ojos de par en par, todo lo que puedas. Debes sentir la tensión en los arcos superciliares y en las sienes. Mantén la tensión 5 segundos, luego relaja. Repite el movimiento 10 veces seguidas. Y si todavía te queda un minuto, ¡mejora la tonicidad de los pómulos con el ejercicio siguiente!

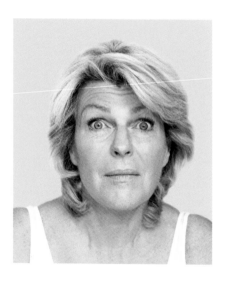

Sube el labio superior hacia la nariz descubriendo los dientes de arriba (como un perro que mostrara sus colmillos) e insiste en la mueca. Mantén la tensión 5 segundos, luego relaja. Repite el movimiento 10 veces seguidas. En un tiempo récord, ¡ahí tienes ya una aspecto tónico y fresco, lista para tu cita!

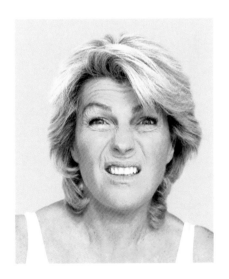

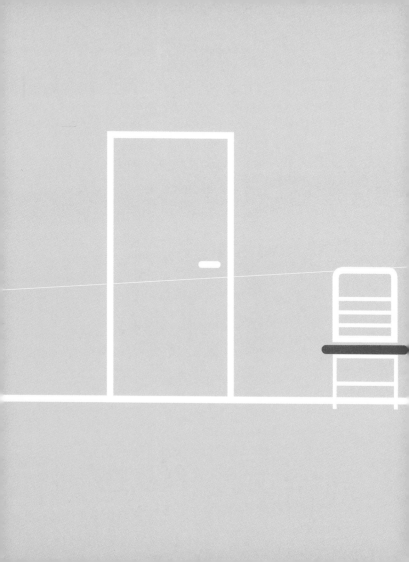

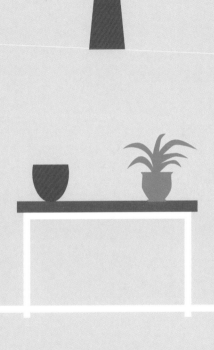

Los masajes

DESPUÉS DEL TRABAJO DE LOS MÚSCULOS: UN MASAJE RELAJANTE

Después de que los músculos del rostro hayan trabajado, les vendrá bien un buen masaje relajante.

Da un masaje a tu rostro mediante movimientos de alisado con la yema de los dedos (el dedo índice y el dedo corazón suelen bastar generalmente). Procede siempre desde el interior hacia el exterior. Comienza en el centro de la frente y sigue la raíz de los cabellos hasta las orejas.

Repite el movimiento 3 veces seguidas.

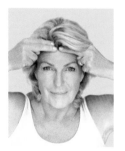 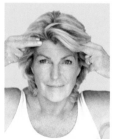 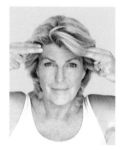

Pon luego los dedos en la raíz de las cejas y sigue la curva del arco hasta las orejas. Repite el movimiento 3 veces seguidas.

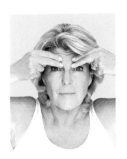 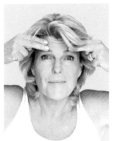 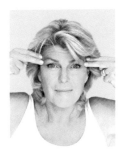

Pon ahora los dedos sobre las aletas de la nariz y sigue la curva de los pómulos subiendo hacia las orejas. Repite el movimiento 3 veces seguidas.

Por último, coloca los dedos en las aletas de la nariz, deslízalos hacia la comisura de los labios y sigue la curva de las mejillas en su parte baja, subiendo hasta las orejas. Repite el movimiento 3 veces seguidas.

Este masaje será aún más fructífero si lo haces con tu crema hidratante. Una vez terminado el masaje, seca lo sobrante de la crema con un pañuelo, procede a algunos retoques del maquillaje, ¡y ya estás, dinamizada y lista para tu cita!

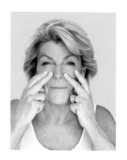 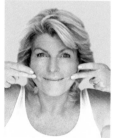 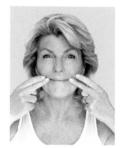

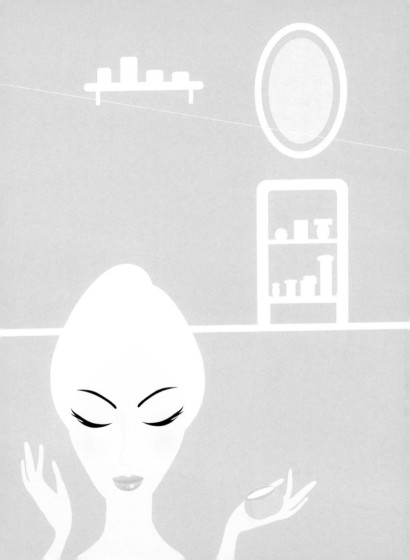

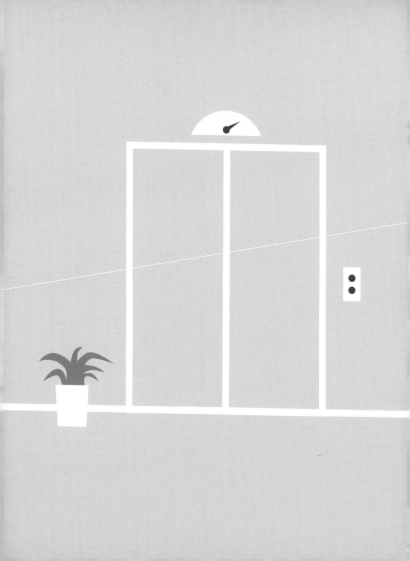

Perder la tonicidad de los músculos del rostro no es ya una fatalidad debida a la edad y a las fluctuaciones de las hormonas. Lo formidable de la gimnasia facial es que en todo momento y a cualquier edad podemos remediar la deserción de nuestros músculos: ¡basta para ello con hacerlos trabajar!

En el ascensor, delante del ordenador, en casa, en el coche, en la cama: ¡puedes practicar estos ejercicios en cualquier lugar! Y no necesitas un gimnasio ni material sofisticado. Basta con tener ganas de hacerlos y estar motivada.

Al ofrecerte 15 minutos de gimnasia facial, contribuyes a devolver el tono a tu piel y a tu mente. ¡Es tan fácil que sería una lástima privarse de ello!

¡Buen trabajo!

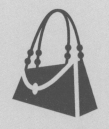